BEI GRIN MACHT SICH IHR WISSEN BEZAHLT

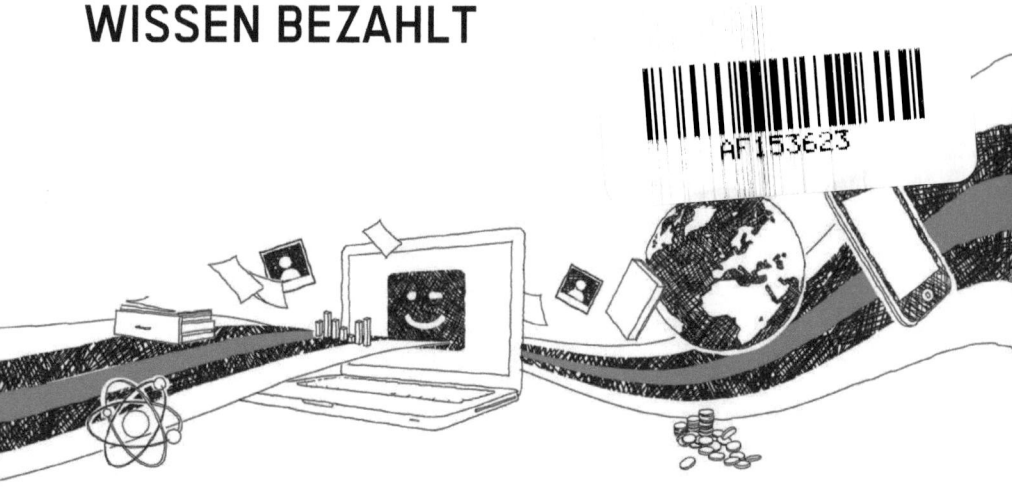

- Wir veröffentlichen Ihre Hausarbeit,
  Bachelor- und Masterarbeit

- Ihr eigenes eBook und Buch -
  weltweit in allen wichtigen Shops

- Verdienen Sie an jedem Verkauf

Jetzt bei www.GRIN.com hochladen
und kostenlos publizieren

Gesundheitsversorgung im ländlichen Raum von Brandenburg. Ein Überblick

Jacqueline Sander

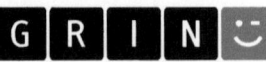

Bibliografische Information der Deutschen Nationalbibliothek:

Die Deutsche Nationalbibliothek verzeichnet diese Publikation in der Deutschen Nationalbibliografie; detaillierte bibliografische Daten sind im Internet über http://dnb.d-nb.de abrufbar.

ISBN: 9783346392428
Dieses Buch ist auch als E-Book erhältlich.

© GRIN Publishing GmbH
Nymphenburger Straße 86
80636 München

Druck und Bindung: Books on Demand GmbH, Norderstedt Germany
Gedruckt auf säurefreiem Papier aus verantwortungsvollen Quellen

Das Buch bei GRIN: https://www.grin.com/document/1007269

HAUSARBEIT

Thema C:

Gesundheitsversorgung im ländlichen Raum

abgegeben am: 02.03.2021
SRH Fernhochschule

Modul: Angebotsstrukturen im Gesundheitssektor Studiengang: Prävention und

Gesundheitspsychologie

Von

Jacqueline Sander

Studiengang: Prävention und Gesundheitspsychologie

Inhalt

In der folgenden Arbeit wird aus Gründen der besseren Lesbarkeit ausschließlich die männliche Form verwendet. Sie bezieht sich auf Personen beiderlei Geschlechts.

1 Einleitung

Die stetigen Veränderungen der Bevölkerungsstruktur in Deutschland bedeuten immer wieder neue Herausforderungen für die Versorgung der Einwohner im ambulanten medizinischen Bereich. Es gibt keine ständig gleichbleibende homogene Masse, auf deren Grundlage die Versorgung geplant werden kann.

In bestimmten Regionen, wie Städten und industriell geprägten Gebieten, ballt sich die Bevölkerung. Dem gegenüber steht ein Bevölkerungsrückgang, vorrangig im ländlichen Raum. [1]

Hinzu kommt eine immer älter werdende Gesellschaft, welche die medizinische Versorgung, auch im Bereich der Pflege, an den Rand der verfügbaren Ressourcen bringt.[ebd.]

Diese Arbeit soll einen Überblick über die momentane Versorgungssituation im ambulanten medizinischen Bereich in Deutschland geben.

Kapitel 2 verschafft einen Überblick über die allgemeine Versorgungssituation. Es wird auf die verschiedenen Akteure und Steuerungselemente eingegangen.

Die Versorgung im ländlichen Raum soll in Kapitel 3 am Beispiel von Brandenburg dargestellt werden. Im ländlichen Raum in Brandenburg fehlt es oftmals an guter Infrastruktur, die Bevölkerung ist auf Grund des Wegzuges der Jungen älter als im Bundesdurchschnitt und näher an der allgemeinen Überalterung. Dies wirft verschiedenartige Probleme und Herausforderungen auf.

Diese Probleme und Herausforderungen werden in Kapitel 4 dargelegt und mögliche Lösungsansätze vorgeschlagen. Da das Thema sehr umfangreich und Lösungsansätze vielfältig sind, kann hier nur punktuell ohne Absicht auf Vollständigkeit, darauf eingegangen werden.

Kapitel 6 fasst die vorangegangene Arbeit kritisch zusammen.

2 Allgemeine Situation

In Bezug auf die Ärztedichte, nimmt Deutschland im weltweiten Vergleich einen Spitzenplatz ein. [19]

Im Jahr 2019 entfielen auf einen Arzt 207 Bürger. [7] Rein rechnerisch zeichnet dies ein positives Bild – es könnte sogar von einer Überversorgung gesprochen werden.

Über eine Bedarfsplanung (§ 99 Abs. 1 SGB V) soll sichergestellt werden, dass in vorher bestimmten Plangebieten genügend Haus- und Fachärzte zur Verfügung stehen. Die Kassenärztliche Vereinigung ist verantwortlich für die Sicherstellung der Versorgung (§ 105 Abs. 1 SGB V). Zur Steuerung der Versorgung stehen der Kassenärztlichen Vereinigung verschiedene Mittel zur Verfügung, wie z.b. Zahlung von Sicherungszuschlägen für Ärzte in einem Gebiet mit Unterversorgung. [6]

2.1 Vertragsärzte

Als Vertragsärzte werden Ärzte bezeichnet, welche sich vertraglich an eine Kassenärztliche Vereinigung gebunden haben. Um dies zu erreichen benötigt der Arzt eine Zulassung zur Ausübung seines Berufens (Approbation). Mit einer Facharztausbildung kann er nachfolgend die Eintragung in das Arztregister der kassenärztlichen Vereinigung beantragen. Durch einen Antrag auf Zulassung zur vertragsärztlichen Versorgung kann er Vertragsarzt werden. Dies ist allerdings nur möglich, wenn im entsprechenden Planungsbereich Vertragsarztsitze unbesetzt sind oder zeitnah frei werden. Mit Erhalt der Zulassung wird der Arzt ordentliches Mitglied der zuständigen Kassenärztlichen Vereinigung und ist somit berechtigt und verpflichtet Kassenpatienten zu versorgen. (§ 95 bis § 98 SGB V)

Zu den Verpflichtungen zählen u. a. die Behandlungspflicht von GKV- Versicherten, das Abhalten von regelmäßigen Sprechstunden und die Teilnahme am Notdienst. Im Gegenzug erhalten die Ärzte Vergütungen von der dem Patienten zuständigen Kasse.

Die erste Anlaufstelle des Patienten bei der kassenärztlichen Versorgung soll immer der Hausarzt (Zahnarzt oder Gynäkologe) sein. Hier wird von sogenannte Primärärzten gesprochen. Den Beschwerden entsprechend über(ver)weist dieser dann an Ärzte mit der entsprechenden Fachausrichtung (Kardiologe, HNO- Arzt, Urologe, etc.)

2.2 Andere Gesundheitsberufe

Erweiternd zu den ambulanten Behandlungen der Patienten, welche Ärzte durchführen und anbieten, kommt die Versorgung durch andere Gesundheitsberufe. Dazu gehören sämtliche Pflegekräfte in beispielsweise Krankenhäusern oder Pflegeheimen. Logo- und Orthopäden, Physiotherapeuten, Hebammen und Geburtshelfer oder auch Diätassistenten. Diese tragen einen wichtigen Teil zur Gesundhaltung oder Wiederherstellung der Patienten bei.

Nicht zu unterschätzen ist auch der sekundäre Gesundheitsmarkt mit den freien Ernährungsberatern, Fitnessstudios oder auch den Sportvereinen. Zum zweiten Gesundheitsmarkt werden auch freiverkäufliche Arznei- und Nahrungsergänzungsmittel gezählt oder der Wellnessbereich. Der zweite Gesundheitsmarkt wächst kontinuierlich. Die Konsumausgaben des zweiten Gesundheitsmarktes sind zwischen 2018 und 2019 um 2,4% gestiegen. [12]

2.3 Bedarfsplanung Grundidee

Unter § 75 SGB V werden der Inhalt und Umfang der Sicherstellung ärztlicher Versorgung für die Bürger geregelt. Die Sicherstellung obliegt den kassenärztlichen Vereinigungen mit Unterstützung der kassenärztlichen Bundesvereinigungen.

Grundlagen für die jeweiligen Bedarfspläne sind die Verhältniszahlen je Arztgruppe zur Einwohnerzahl in einem bestimmten Planungsbereich. Die Bedarfspläne werden in der Regel für drei bis fünf Jahre erstellt und dann neu bewertet. Auf Grund der demografischen Entwicklung, sich ändernden

Infrastrukturen, dem Morbiditätsfaktor und anderen regionalen Besonderheiten ist dies nötig, um eine angemessene und zeitnahe Zurverfügungstellung einer (fach)ärztlichen Versorgung zu gewährleisten.

Ausgangspunkt für den Bedarfsplan sind in der Regel die aktuellen Arztzahlen des Arztregisters der entsprechenden Kassenärztlichen Vereinigung (Bundesland) und Angaben zu Bevölkerung, welche das statistische Bundesamt oder das Amt für Statistik des jeweiligen Bundeslandes erstellt. [23]

Dabei wurde mit der Reform der Bedarfsplanung (zum 01.01.2013) die Größe der Planungsbereiche differenziert. So ist es nun möglich, dass z. B. in ländlichen Bereichen mehr Hausärzte und Psychotherapeuten zugelassen werden, um eine bessere Versorgung der Bürger gewährleisten zu können.

Hausärzte werden in Mittelbereichen (kleinräumig) geplant, da dies auch die Ärzte sind, welche am häufigsten in Anspruch genommen werden (sollen). Die allgemeine fachärztliche Versorgung (z.B. Hautärzte, Urologen) wird in Stadt- bzw. Kreisregionen geplant. Die Größe zwischen Landkreis und Regierungsbezirk (Raumordnungsregion) ist Maßstab zur Berechnung der spezialisierten Fachärzte wie Internisten, Radiologen oder Anästhesisten. Meist auf Ebene der kassenärztlichen Vereinigungen des jeweiligen Bundeslandes werden die gesonderten (hochspezialisierten, wenig gebrauchten) Fachärzte geplant. Zu diesen werden u.a. Strahlentherapeuten, Nuklearmediziner oder Pathologen gezählt. [23]

Dies alles dient der: "(...) Sicherstellung einer flächendeckenden und gut erreichbaren ambulanten medizinischen Versorgung (...)", [5, S.123] welche auch die wirtschaftlichen Aspekte nicht außer Acht lässt.

2.4 Über- Unter- und Regelversorgung

Um eine bedarfsgerechte Versorgung zu erreichen, wird der allgemeine Versorgungsgrad zur Bemessung herangezogen. Dieser wird in der Regel prozentual ausgedrückt. In den Richtlinien der g-ba von 2019 werden pro Hausarzt 1609 Einwohner als (Soll)Zahl genannt. Dies wären somit 100 %, also ein optimaler Versorgungsgrad im Planungsbereich.

Eine Überversorgung liegt vor, wenn der Versorgungsgrad, im haus- oder fachärztlichen Bereich, 110% übersteigt. [5]

Fällt der allgemeine Versorgungsgrad im Planungsbereich bei den Hausärzten unter 75% und/ oder im fachärztlichen Bereich unter 50%, wird von einer Unterversorgung der Einwohner, ausgegangen. Das würde für einen Hausarzt mehr als 2000 zu versorgende Patienten bedeuten, wenn von 1609 Patienten als Sollzahl ausgegangen wird.

Der Bereich des allgemeinen Versorgungsgrades zwischen 75% und 110 % (bei der hausärztlichen Versorgung) wird als Regelversorgung bezeichnet.

Diese Regelungen sind das Grundgerüst der zu planenden Ärzte je Einwohner im Planungsbereich. Unter Punkt 2.3 wurde schon darauf eingegangen, dass unter bestimmten Voraussetzungen, Abweichungen möglich sind.

2.5 Instrument zur Steuerung

Zur Sicherstellung der ausreichenden Versorgung mit Ärzten je Einwohner, stehen den Kassenärztlichen Vereinigungen verschieden Mittel zur Steuerung zur Verfügung. Grundsätzlich ergeben sich die meisten Maßnahmen aus § 105 SGB V. Hier ist festgeschrieben, dass die Kassenärztlichen Vereinigungen unter Umständen dazu berechtigt sind Zuschüsse zu Investitionskosten zu geben, Stipendien zu ermöglichen oder Zuschläge zu Ausbildungen zu geben.

Wird eine Überversorgung in einem Plangebiet festgestellt, kann und wird ein Zulassungsstopp für die betroffene Ärztegruppe festgesetzt. Damit können keine weiteren Praxen in dem entsprechenden Gebiet eröffnet werden, bis der Bedarfsplan sich ändert. [6,23]

Des Weiteren ist es möglich, bei Aufgabe einer Praxis, in einem Gebiet mit einer Überversorgung, auf die Nachbesetzung zu verzichten. Seit 2013 ist es möglich, dass die Kassenärztliche Vereinigung die betroffene Arztpraxis aufkauft.

Bei einer (drohenden) Unterversorgung können die kassenärztlichen Vereinigungen und die Verbände der Krankenkassen (KK) Zuschläge für besonders förderungswürdige Leistungen sowie für Leistungen von besonders zu fördernden Leistungserbringern gewähren. (§87a Abs 2 SGB V) [6]

Grundsätzlich sind die kassenärztlichen Vereinigungen dazu berechtigt, eigene Einrichtungen zu betreiben, um eine Regelversorgung herzustellen/ eine Unterversorgung zu vermeiden oder zu beseitigen.

3 Ländliche Region am Beispiel von Brandenburg

Flächenmäßig ist Brandenburg das fünftgrößte Bundesland. Im Gegensatz dazu ist die Einwohnerdichte gering. Mit 85 Einwohnern pro km² steht es vor Mecklenburg-Vorpommern auf dem vorletzten Platz.

3.1. Allgemeine Situation

Der Anteil der Bevölkerung zwischen 15 und 64 liegt bei knapp 62 %. Der Anteil derer die 65 Jahre und älter sind, liegt bei knapp 25%. [10] Dieser Wert ist seit Jahren steigend. (siehe hierzu auch Abbildung 1 und 2) Es ist demzufolge davon auszugehen, dass es auch in Brandenburg zu einer Überalterung kommt. Hier kann von einer Multimorbidität ausgegangen werden. In den nächsten Jahren wird dieser Wert noch weiter ansteigen, da die Geburtenstarken Jahrgänge um die 1960er Jahre (+/- 10 Jahre, Babyboomer) nunmehr 65 Jahre sind/ werden. [1] Hinzu kommen eine allgemein steigende Lebenserwartung und eine bessere medizinischen Versorgung. Demzufolge ist mit einem deutlichen Anstieg des Durchschnittsalters der Bevölkerung zu rechnen. [17] Hinzu kommt: "Eine verstärkte Konzentration einer alternden Bevölkerung auf bestimmte ländliche Regionen (…)" [22, S.12]

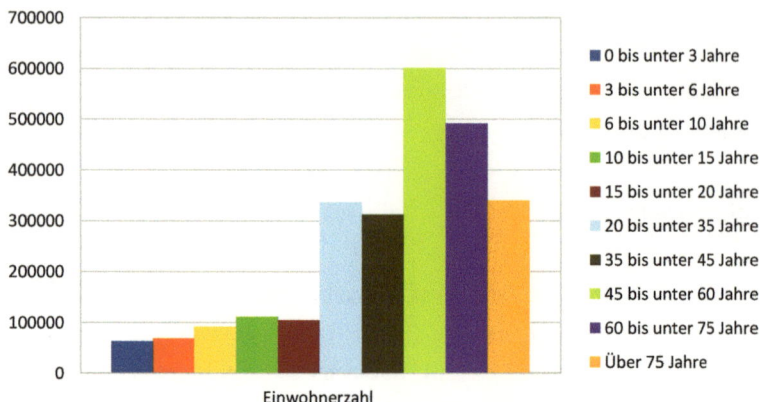

Abbildung 1: eigene Darstellung

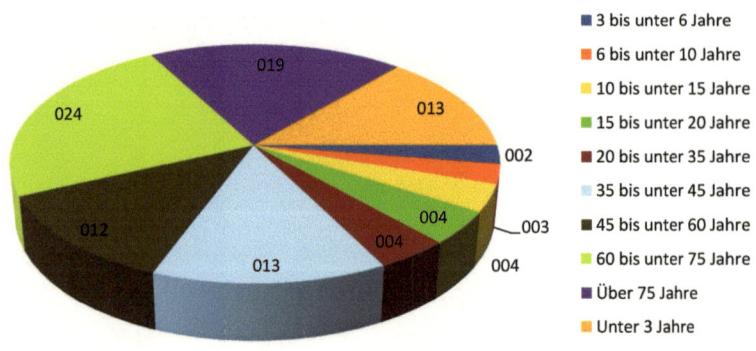

Abbildung 2: eigene Darstellung

Die Geburtenraten kann die Sterberate nicht ausgleichen. Es herrschte im Jahr 2019 eine Differenz von über 12 500 Menschen. Von den 2,52 Mio. Einwohnern leben ca. 340 000 in den drei größten Städten Brandenburgs (Potsdam, Cottbus, Frankfurt/ Oder). (statista BB)

Die übrigen Einwohner verteilen sich auf die kleineren Städte und den ländlichen Raum. Werden verschieden Definitionen und Ansichten, von beispielsweise des Bundesamtes für Raumordnung und Bauwesens oder der OECD, über den ländlichen Raum zusammengefasst, kann gesagt werden, dass eine Einwohnerzahl unter 115 pro km² als ländlicher Raum zählt. [29]

Dabei können zwei Gebiete nochmals unterschieden werden. Zum einen sind das sogenannte "remote areas", welche sich in unmittelbarer Nähe zu städtischen (urbanen) Räumen befinden. Sie zeichnen sich durch folgende Eigenschaften aus:

✓ Die Bevölkerungszahlen sind niedriger als in der Stadt

✓ Lage in der Nähe von Ballungszentren

✓ Es gibt eine gute Infrastruktur

✓ v.a. kleine und mittelständische Unternehmen

✓ und attraktive Wohnräume [22, 29]

In Brandenburg kann der "Speckgürtel" von Berlin dazu gezählt werden oder das Umland von Potsdam und Frankfurt/ Oder.

Reine ländliche (rurale) Gebiete zeichnen sich aus durch:

✓ eine geringe Zentralität und Bevölkerungsdichte aus

✓ Lage außerhalb/ abseits von Ballungsräumen

✓ Die Infrastruktur ist oftmals schlecht

✓ Die Erzeugung von Rohstoffen und Nahrungsgütern steht im Vordergrund
✓ v.a. kleine Unternehmen [22, 29]

Klein- und Mittelstädte gelten als Zentren der Versorgung. Hier kann die Uckermark als Beispiel genannt werden.

Trotz der gestiegenen hausärztlichen Angebote liegt Brandenburg im bundesweiten Ranking weiterhin auf der viertletzten Position. Der Großteil der Hausärzte in Brandenburg praktiziert in der eigenen Praxis (rd. 71%). Diese Zahlen nehmen allerdings stetig ab. Ein wesentlicher Grund dafür sind fehlende Nachfolger bei Praxisaufgabe des Arztes aus beispielsweise Altersgründen. Das Interesse junger Mediziner in einer ländlichen Gegend zu praktizieren ist eher gering. Auf Grund dessen werden die Versorgungsangebote an einigen Standorten eingestellt.

Zunehmend lassen sich immer mehr Allgemeinmediziner in Anstellungen finden, vorrangig in Medizinischen Versorgungszentren (MVZ). Rund 30% der brandenburgischen Vertragsärzte praktizieren im Angestelltenverhältnis. Hierbei wird oftmals eine Vollstelle in einem MVZ unter mehreren Ärzten aufgeteilt. Seit 2008 steigen die Zahlen der Gemeinschaftspraxen/ Berufsausübungsgemeinschaften kontinuierlich an. [17]

Grundsätzlich kann gesagt werden, dass die ärztliche Versorgung in Brandenburg gewährleistet ist, allerdings: "(...) nur aufgrund eines weit über dem Bundesdurchschnitt liegenden Tätigkeitsaufwandes bezogen auf jeden einzelnen Arzt in Brandenburg." [17, S. 19]

Durch die demografischen Gegebenheiten und die hohe Morbidität ist es für die kassenärztliche Vereinigung Brandenburg eminent wichtig, passende Nachfolger für Arztpraxen finden. Dies gilt nicht ausschließlich für den reinen ländlichen Raum in Brandenburg, sondern auch für die berlinnahen Gebiete und einige andere (städtische) Mittelbereiche, wie z. B. Eisenhüttenstadt oder Lübbenau.

3.2 Fachärztliche Versorgung

Auch im fachärztlichen Bereich kann Brandenburg einen Anstieg der tätigen Ärzte verzeichnen. Die lässt sich vor allem auf das Vertragsarztänderungsgesetz (VÄndG) zurückführen. Seit dem 1. Januar 2007 in Kraft, hat es die Flexibilität bezüglich der Einsatzbereiche von (Fach)Ärzten deutlich erhöht. Nunmehr können die Ärzte Teilzeit in der eigenen Praxis und im Krankenhaus oder einem MVZ tätig sein. Hinzu kommt, dass auf eine eigene Zulassung verzichtet werden kann, um im Anstellungsverhältnis zu arbeiten.

Nichtsdestotrotz stellt sich auch hier das Problem der demografischen Entwicklung und des steigenden Morbiditätsfaktors. Durch die zunehmende Veralterung der Gesellschaft werden mehr Fachärzte (HNO- Ärzte, Urologen, Augenärzte) benötigt.

Die kassenärztlich Vereinigung Brandenburg stellte schon mit dem Bedarfsplan für 2013 eine negative Entwicklung bei der Nachbesetzung von Facharztstellen im Bereich Dermatologie und Pädiatrie fest. Dieser Trend hat sich bis heute nicht umgekehrt. So drohen nun auch regionale Versorgungsengpässe, durch fehlende Nachfolger, für Ärzte im Bereich:

- Kinder- und Jugendheilkunde

- Frauenheilkunde

- HNO und

- Augen- und Nervenheilkunde

In den Jahren zwischen 2005 und 2018 ist der Anteil an Chirurgen im Land um 1,5%, der der HNO- Ärzte um 5,3%, der Kinderärzte um 6,7% und der der Hautärzte sogar um 10,3% gefallen. [17]

Da die Einwohner grundsätzlich innerhalb von 30-45 Minuten eine benötigte medizinische Versorgung erreichen können sollen, ist bei den o. g. Fachärzten zu regionalen Versorgungsengpässen und (drohender) Unterversorgung zu rechnen. Eine drohende Unterversorgung wurde beispielsweise für die Mittelbereiche Eisenhüttenstadt, Beeskow, Lübben und Lübbenau, Wittstock/ Dosse oder Frankfurt/ Oder. Im Planungsbereich Guben ist bereits eine Unterversorgung mit Hausärzten eingetreten. Dort liegt der Versorgungsgrad (Stand 30.03.2020) bei 72,4 %. Jüterbog und Neuenhagen (bei Berlin) stehen mit einem Versorgungsgrad von jeweils rund 77 % knapp davor. [20] Im Planungsbereich Oberhavel fehlt es bei einem Versorgungsgrad von 78,5 % an Kinder- und Jugendmedizinern [21]

Nachfolgend findet sich eine Übersichtskarte der KV- Brandenburg mit Ausschreibungen für Allgemeinmediziner (Hausärzte).

Besonders dringend gesucht: Nachfolger/in speziell für Praxen in Lauchhammer, Schwarzheide, Guben, Eisenhüttenstadt, Dahme (Mark) und Lieberose/Oberspreewald

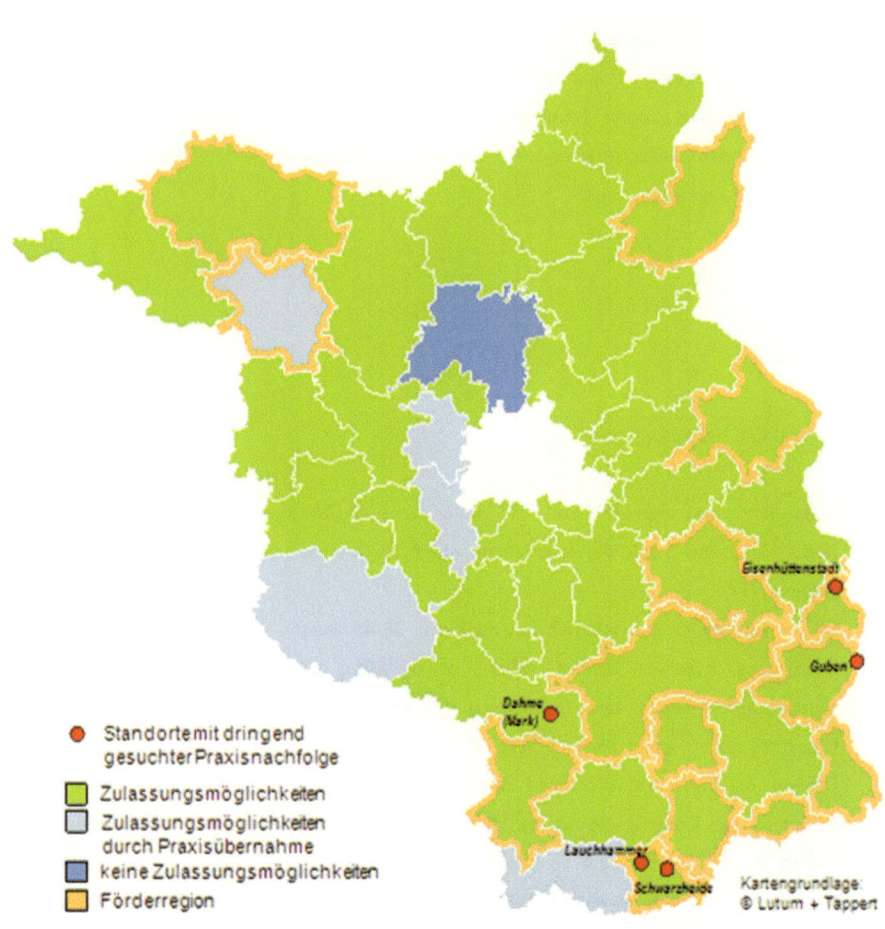

Abbildung 3: Kassenärztliche Vereinigung Brandenburg

3.3 Versorgung anderer Gesundheitsberufe

Seit einigen Jahren gibt es einen Anstieg der Erwerbstätigen in der Gesundheitswirtschaft in Brandenburg. Dazu zählen u. a. Krankenpfleger, Arzthelfer, Pflegepersonal, Physio-, Logo- und Ergotherapeuten und Podologen, sowie orthopädische Schuhmacher. In Brandenburg betrug im Jahre 2011, der Anteil, der in der Gesundheitswirtschaft Beschäftigten, 12,8 %. Das ist ein Zuwachs (seit 2000) um knapp 30 %. Dabei sind die allgemeinen Beschäftigungszahlen in diesem Zeitraum leicht gefallen. [11] Hinzu kommen die Einzelhändler für medizinische und orthopädische Hilfsmittel, die Apotheken, Augenoptiker, Hörgeräteakustiker und der (Einzel)Handel mit frei verkäuflichen Medikamenten und/ oder (Nahrungs)Ergänzungsmitteln.

Im aktuellen Heil- und Hilfsmittelreport der BARMER wird festgestellt, dass es in Brandenburg, ein Plus von 9,4% gegenüber dem Bundesdurchschnitt, an Physiotherapieverordnungen gibt. [13] Ein Grund dafür kann der allgemeine Altersdurchschnitt in Brandenburg sein. Das Durchschnittsalter in Brandenburg liegt bei 47,2 Jahren. [10] Durch die steigende Morbidität im Alter, werden auch mehr therapeutische Anwendungen zur Gesunderhaltung und Gesundung nötig. Im Heil- und Hilfsmittelreport der BARMER von 2019 ist gut erkennbar, dass die Inanspruchnahme von Heil- und Hilfsmitteln mit steigendem Alter der Bürger in die Höhe schnellt. In der Regel nehmen mehr Frauen als Männer das Angebot in Anspruch. [13]

Auch im allgemeinen Teil der GKV-Heilmittel-Schnellinformation für die KV Brandenburg von Januar bis März 2020 lässt sich eine höhere Inanspruchnahme von Heil- und Hilfsmitteln in Brandenburg gegenüber dem Bundesdurchschnitt ablesen. [14] Des Weiteren kann auch hier abgelesen werden, dass mit zunehmendem Alter die Inanspruchnahme steigt

Zudem spielt der Gesundheitstourismus in Brandenburg eine nicht zu unterschätzende Rolle. Mit acht Kurorten und Heilbädern finden sich medizinische Kompetenz und Wellnessbehandlungen auf engem Raum zusammen. [28]

Die Versorgung mit frei verkäuflichen Medikamenten und anderen Gesundheitsleistungen erfolgt meist im regionalen Einzelhandel und in den Apotheken. Diese finden sich vorrangig in kleineren Ballungsgebieten und weniger auf dem freien Land.

Zwischen 2018 und 2020 ist die Anzahl der Sportvereine in Brandenburg von 3025 auf 3003 gefallen. Demgegenüber steht allerdings eine leichter Anstieg der im Sport organisierten Bevölkerung, von 13,95% im Jahr 2018 auf 14,14% im Jahre 2020. [26]

3.4 Probleme und Herausforderungen

Eine der größten Herausforderungen, der sich das Land Brandenburg stellen muss, ist sicherlich die Nachbesetzung der diversen (Haus)Arztpraxen. Der Großteil der momentan in Deutschland praktizierenden allgemeinmedizinischen Ärzte findet sich in der Altersgruppe zwischen 50 und 59 Jahren. [9] Es ist davon auszugehen, dass diese Mediziner sich in den nächsten zehn Jahren aus dem Berufsleben zurückziehen. [4] In Kapitel 3.3 wurde diesbezüglich schon auf die drohenden Versorgungsengpässe in den nächsten Jahren hingewiesen. Hier kommt es also zu einer: "(...) Diskrepanz zwischen steigender Nachfrage und sinkendem Angebot an ambulant- medizinischen Leistungen (...)". [4, S.33] Mit der zunehmenden Überalterung der Gesellschaft und der damit einhergehenden Multimorbidität, auch und im Besonderen in Brandenburg, werden demzufolge zusätzliche Ärzte nötig sein, um die Einwohner flächendeckend medizinisch gut versorgen zu können.

Der Anteil der unter 35jährigen Ärzte lag 2019 unter 19%. [9] Dieser Anteil an jungen Ärzten ist bei weitem nicht ausreichend um den Bedarf an Nachfolgern zu decken.

Auch die Zuwanderung von ausländischen Ärzten nach Deutschland kann diesen Trend momentan nicht aufhalten, da mehr Mediziner aus- als einwandern. Im Jahr 2008 wanderten 3065 Ärzte aus Deutschland aus. Demgegenüber stehen 1350 Ärzte, welche eingewandert sind und praktizieren. [1]

Da Brandenburg flächenmäßig eines der größten Bundesländer ist, im Gegenzug dazu aber sehr wenig Einwohner hat, müssen stellenweise große Strecken überbrückt werden, um einen entsprechenden Arzt aufzusuchen. Durch den demographischen Wandel mit der Abwanderung, vor allem Jüngerer, ändert sich auch die Infrastruktur im ländlichen Raum. Eine gute Infrastruktur ist nötig, um die Mobilität der älteren Generation zu gewährleisten. Diese soll die soziale Teilhabe, die Aktivitäten und Gesundheitsvorsorge der (älteren) Bürger sicherstellen. Auf Grund dessen ist ein gut ausgebautes Netz öffentlicher Verkehrsmittel von Nöten.

4 Mögliche Lösungen

Ideen und Lösungsansätze, um die Engpässe in der medizinischen ambulanten Versorgung zu verhindern und/ oder zu verbessern, gibt es einige.

In 4.1 wird auf die Ideen eingegangen, welche die Politik zur Verbesserung der Situation beizutragen hat.

4.2 setzt sich mit der Bedarfsplanung der kassenärztlichen Vereinigung (Brandenburg) auseinander.

Alternative Lösungsvorschläge werden in Kapitel 4.3 behandelt.

4.1 Politische Ideen

Der Gesetzgeber sieht im SGB V vor, dass die kassenärztlichen Vereinigungen und die Verbände der Krankenkassen für die Sicherstellung einer angemessenen medizinischen Versorgung Sorge zu tragen haben. Sollte keine Sicherstellung durch ausreichend Vertragsärzte möglich sein, so ist es von Nöten (übergangsweise) Verträge mit anderen Leistungserbringern abzuschließen, um den Sicherheitsstellungsauftrag zu erfüllen. (§ 72 (a) SGB V) [6]

Des Weiteren gibt es Möglichkeiten zur Förderung der Finanzierung über einen Strukturfond (§105 SGB V) um die Sicherstellung der vertragsärztlichen Versorgung zu gewährleisten. [6]

Über den Innovationsfond (§92a SGB V) werden über den Gemeinsamen Bundesausschuss: "(...) neue Versorgungsformen, die über bisherige Regelversorgung hinausgehen" gefördert. [6, S. 577]

§105 SGB V steuert die Möglichkeiten der kassenärztlichen Vereinigungen zu beispielsweise Zuschüssen zu Investitionskosten, Stipendien oder Zuschlägen zu Ausbildungen von (möglichen) Vertragsärzten. [6]

Der Gesetzgeber versucht den bestehenden und kommenden Herausforderungen des demografischen Wandels/ der drohenden Unterversorgung mit Ärzten im ländlichen Raum, mit verschiedenen Gesetzen und Regelungen entgegenzuwirken.

Mit Inkrafttreten des Gesundheits- Modernisierungsgesetzes (GMG) zum 01.01.2004 wurde die Flexibilität des ambulanten ärztlichen Angebotes erhöht, da seitdem die Einrichtung medizinischer Versorgungszentren (MVZ) möglich ist.

Zur Verbesserung der vertragsärztlichen Versorgung wurde zum 01.01.2007 das Vertragsrechtsänderungsgesetz (VÄndG) auf den Weg gebracht. Hiermit werden u.a.:

- die Anstellung von Ärzten erleichtert

- Teilzulassungen ermöglicht

- parallele Tätigkeiten im ambulanten und stationären Bereich erlaubt

- die Einrichtung von Zweigpraxen an unterschiedlichen Orten zugelassen

- Bildung überörtlicher Berufsausübungsgemeinschaften ermöglicht

- zusätzlicher Versorgungsbedarf in nicht- unterversorgten Plankreisen festgestellt werden
  Des Weiteren gibt es das GKV- Wettbewerbsstärkungsgesetz (GKV-WSG). Dieses wurde zur Steuerung des regionalen Niederlassungsverhaltens verabschiedet. Hier wird regional differenziert und über Preisanreize, der jeweiligen Versorgungssituation angepasst, gesteuert. Die entsprechende Differenzierung erfolgt:

- bei der Feststellung drohende Unterversorgung oder schon eingetretener Unterversorgung
- bei der Feststellung einer Überversorgung

- oder für den Regelfall

Hinzuzufügen sind noch das Gesetz zur Weiterentwicklung der Organisationsstrukturen in der gesetzlichen Krankenversicherung (GKV- OrgWG), welches verabschiedet wurde, um Versorgungsengpässe zu vermeiden.

Überlegenswert ist die Unterstützung junger Ärzte durch die (kommunale) Politik, damit können Nachfolger für Praxen auf dem Land angeworben werden. In Kapitel 4.3 wird darauf näher eingegangen.

4.2 GKV- Bedarfsplan

Über den Bedarfsplan (der jeweiligen Bundesländer) kann die Versorgung mit Ärzten in den entsprechenden Planungsbereichen (bedingt) gesteuert werden.

Von den bundeseinheitlichen Bedarfsplanungs- Richtlinien kann auf regionaler kassenärztlicher Vereinigungsebene, auf Grund regionaler Besonderheiten, abgewichen werden. Regionale Besonderheiten können sein:

- regionale Morbidität (Überalterung in ländlicher Gegend)

- demografische Faktoren (ländliche Gegend, dünne Besiedelung)

- sozioökonomische Faktoren

- räumliche Faktoren

- infrastrukturelle Besonderheiten (z.B. öffentlicher Verkehr)

Grundsätzlich gilt der Bedarfsplan als: "(...) Hauptinstrument um regionale Versorgungsziele festzulegen und zu überprüfen." [16]

"Ziel muss es dabei sein, in der ärztlichen Primärversorgung eine flächendeckende, wohnortnahe Versorgung aller Versicherten durch ein vergleichsweise engmaschiges Netz an Haus-, Kinder- und Frauenärzten zu gewährleisten." [3, S. 25] Diese Aussage verdeutlicht die grundlegenden Bestrebungen, welche in den Bedarfsplänen umgesetzt werden sollen. Den auftretenden Problemen und Herausforderungen diesbezüglich, muss auf unterschiedliche Weise begegnet werden.

Eine Idee ist es, die Trennung von Primärversorgung, allgemeiner fachärztlicher und spezialisierter fachärztlichen Versorgung weiterzuentwickeln. Jeder Versorgungs- /Planbereich stellt andere Anforderungen, welche sich in den Verhältniszahlen niederschlagen sollten. Anforderungen sind beispielsweise die Erreichbarkeit für den Patienten oder die Häufigkeit der Inanspruchnahme einesArztes. Weiter oben wurde schon darauf eingegangen, dass die Allgemeinmediziner, als erste Anlaufstelle medizinischer Versorgung, häufiger frequentiert werden, als beispielsweise Internisten. Demzufolge ist es von Nöten, die regionalen Gegebenheiten zu untersuchen und zu strukturieren. Dazu gehören neben der Bevölkerungsdichte auch der Morbiditätsfaktor und (vorhersehbarer) Zu- und Wegzug von

Einwohnern aus einem Gebiet. Unter Umständen kann es von Vorteil sein, Planungsbereiche eher kleiner als größer zu gestalten (auf der Ebenen von Gemeindeverbänden oder Gemeinden), um die Sicherstellung mit ärztlicher Versorgung zu gewährleisten. Das Bundesinstitut für Bau,- Stadt- und Raumforschung (BBSR) teilt Kreisregionen ein. Im Bedarfsplan werden Bedarfsplanungsregionen typisiert in:

- stark mitversorgen (Typ 1)

- mitversorgt und mit- versorgend (Typ 2)

- stark mitversorgt (Typ 3)

- mitversorgt (Typ 4)

- eigen-versorgt (Typ 5)

- (polyzentrischer Verflechtungsraum (Typ 6))

Das BBSR hat auf Grund zwischenzeitlicher abgesunkener Einwohnerzahlen der Stadt Cottbus zwei Planungsbereiche zusammengelegt. Der Planungsbereich Landkreis Spree-Neiße und die kreisfreie Stadt Cottbus wurden in eine neue Kreisregion Typ 5 (eigenversorgt) zusammengefasst. Der KVBB und die Krankenkassen sehen dies sehr kritisch. Zum einen kann es zu Zentralisierungstendenzen der ambulanten Versorgung in Cottbus betreffend, kommen. Diese würden allerdings zu Lasten des ländlichen Raumes des Gebietes Spree-Neiße führen. Um die ambulante Versorgung besser steuern zu können (ärztliche Zulassungen), werden zwei Planungsbereiche für sinnvoller erachtet. Zudem steigt die Einwohnerzahl in Cottbus stetig weiter/ wieder an. [2] An dieser Stelle herrscht demzufolge Handlungsbedarf. Die KVBB hat an dieser Stelle von § 99 Abs. 1 Satz 3 SGB V Gebrauch gemacht, in welchem Abweichungen von der allgemeinen Richtlinie ermöglicht werden, insbesondere bei der Gegebenheit regionaler Besonderheiten. Somit bleibt es bei zwei Planungsbereichen, welche ein flächenhaft ausgewogeneres Angebot der ambulanten Versorgung möglich machen.

Naheliegend ist die Idee, besonders bei der spezialisierten fachärztlichen Versorgung, ambulante und stationäre Ärzte gemeinsam zu betrachten. Ziel kann hier eine sektorenübergreifende Versorgung sein. Dabei soll das Angebot aller medizinischen Spezialdisziplinen in Zentren, Krankenhäusern und kooperierenden Einrichtungen gebündelt werden. Hiermit könnte eine flexible, wirtschaftliche und effektive Versorgungsstruktur entstehen. [3]

Vor allem im ländlichen Raum ist die Einrichtung von medizinischen Versorgungszentren (MVZ) sinnvoll. Da es den MVZs erlaubt ist Kooperationen mit nicht- ärztlichen Gesundheitsberufen einzugehen, können beispielsweise Gemeindeschwestern (Schwester AGnES) mit den Ärzten zusammenarbeiten. Hier ist es notwendig in die Möglichkeit der medizinischen Weiterbildung des nicht- ärztlichen Personals zu investieren. Mit hinreichender Fortbildung können die Ärzte weitrechend unterstützt werden. Durch entsprechende Ausbildungen des nicht- ärztlichen Personals, können Aufgaben besser an nicht ärztliche Gesundheitsberufe delegiert (abgegeben) werden und somit die Mediziner entlastet.

Des Weiteren bieten sich Sprechstunden durch Ärzte verschiedener Fachrichtungen (aus umliegenden Krankenhäusern oder Gemeinden) an. Damit kann eine bessere kontinuierliche Versorgung angeboten werden. Ein weiterer Vorteil eines MVZs ist die mögliche Anstellung von Ärzten, welche demzufolge auf ihre Zulassung verzichten. Hier sind auch Teilanstellungen möglich.

Um einer Überversorgung besser begegnen zu können, ist es notwendig die gesetzlichen Möglichkeiten nach § 105 Abs. 3 SGB V [6] weiter auszubauen. Dieser Paragraph ermöglicht es den Kassenärztlichen Vereinigungen Arztpraxen aufzukaufen und damit gegebenenfalls stillzulegen. Somit kann in einem Gebiet der Überversorgung die Vertragsarztzahl abgesenkt werden. [3] Bisher musste jede Vertragsarztpraxis zur Nachfolge ausgeschrieben werden, auch wenn diese in einem Gebiet mit Überversorgung lag.

4.3 Alternative Lösungen

Mittlerweile gibt es eine Vielzahl von Ideen zu alternativen Lösungen, in der ambulanten medizinischen Gesundheitsversorgung im ländlichen Raum.

Das vorrangige Ziel sollte die Vernetzung, Kooperation und Organisation zwischen Hausärzten, Fachärzten und medizinischem Personal sein. [4] Es notwendig, junge Ärzte dazu zu bewegen, in eine ländliche Gegend zu ziehen und Praxen zu übernehmen, um einer drohenden Unterversorgung entgegenzuwirken. An dieser Stelle liegt die Verantwortung in den Händen der Kommunen. Sie könnten durch eine Politik, welche familien- und kinderfreundlich ist, die Abwanderung junger Menschen stoppen und damit einen Zuzug stärken. Damit würde die demografische Alterung abgeschwächt und im Zuge dessen auch junge Ärzte angelockt. [4]

Auf die Frage: "Welche Voraussetzungen würden Sie dazu bewegen, auf dem Land oder in einer Kleinstadt ärztlich tätig zu sein?" des Hartmannbundes von 2012, unter Medizinstudierenden waren folgende Antworten die fünf am häufigsten genannten:

✓ Unterstützung bei der Kinderbetreuung (63%)

✓ kostenlose Bereitstellung von Praxisräumen (59%)

✓ Arbeitsplatz für den Partner (51%)

✓ Prämienzahlung durch KV oder Krankenkasse (47%)

✓ gute Infrastruktur (33%) [27]

Werden die Antworten betrachtet, kann festgestellt werden, dass vier der fünf Beweggründe auf kommunalpolitischer Ebene bearbeitet werden könnten. Hier zeigt sich die Wichtigkeit dessen, die Verantwortung nicht ausschließlich in die Hände der kassenärztlichen Vereinigungen zu legen, sondern auch die (kommunale) Politik mit einzubeziehen.

Des Weiteren ist es nötig, den Einsatz digitaler Technik weiter zu denken. Die verstärkte Nutzung neuer Technologien kann zu einer besseren ärztlichen Versorgung, durch beispielsweise Telemedizin, führen. An dieser Stelle muss allerdings noch die Scheu vor der Nutzung auf beiden Seiten abgebaut werden.

Sowohl bei den (älteren) Patienten, als auch in der Ärzteschaft. In einer Studie der Stiftung Gesundheit von 2015, lehnten 60% der befragten Ärzte, die Option Videokonferenz mit Patienten ab. [8] In der momentanen Situation ist es allerdings durchaus vorstellbar, dass diese Zahlen nach unten gegangen sind. Sowohl Ärzte als auch Patienten werden sich in den Zeiten der Kontaktbeschränkungen, auf Grund der Covid-19- Pandemie, näher mit der Telemedizin auseinandersetzen.

Vor allem viele älteren Menschen scheuen sich oftmals neue Technologien in ihren Alltag zu integrieren. Hier können Projekte wie der KV RegioMed Patientenbus zum Einsatz kommen. Ende 2012 startete im Raum Müncheberg (Brandenburg) ein Pilotprojekt, um ältere Menschen in ihrer Mobilität zu unterstützen. In enger Zusammenarbeit entwickelten der Landkreis Märkisch- Oderland (MOL), die Kassenärztlichen Vereinigung Brandenburg (KVBB), die Stadt Müncheberg, das Amt Märkische Schweiz, regionale Transportunternehmen, die Krankenkassen AOK Nordost und BARMER GEK sowie einige niedergelassenen Ärzten der Region das Konzept des Patientenbusses. Der Bus sollte den (geringen) öffentlichen Nahverkehr im angegeben Projektkreis unterstützen. Ziel war es, vor allem der älteren immobilen Bevölkerung, das Erreichen von Gesundheitsversorgungsangeboten zu erleichtern. Des Weiteren sollten Ärzte entlastet und in ihrer Tätigkeit unterstützt werden. Durch den Patientenbus konnte mehr Zeit in die ärztliche Tätigkeit investiert werden, da die Zeit im PKW zu Hausbesuchen wegfiel.

Das Pilotprojekt war ein Erfolg. Der KV RegioMed Patientenbus verkehrt seit Ende des Projektes als von der Kommune geführter Bürgerbus. [18]

Weitergedacht sollte auch die Idee werden, welche die Krankenhäuser als Rückgrat der ländlichen Gesundheitsversorgung sehen. Vor allem die ambulante Versorgung mit Fachärzten betreffend. [22]

Sowohl in der Region Wolfenbüttel als auch in Hessen ist eine rollende Arztpraxis unterwegs (gewesen). [24, 25] Die Busse sind fahrende Hausarztpraxen und sollen die niedergelassenen Ärzte unterstützen und entlasten, sowie der älteren Bevölkerung einen Mediziner "vor Ort" zur Verfügung stellen.

5 Fazit/ Ausblick/ Kritik

Es wurde gezeigt, dass die Gesundheitsversorgung in Deutschland prinzipiell, im internationalen Vergleich, sehr gut aufgestellt ist. Trotz der guten Versorgung mit Ärzten und anderen Gesundheitsberufen, kommt es vermehrt in vor allem ländlichen Gebieten zu einer Unterversorgung in der ambulanten medizinischen Versorgung der Einwohner. Auf lange Sicht wird der Ärztemangel auch in Deutschland zunehmen. Hier ist es spätestens jetzt nötig, die Studienplätze im Fachbereich Medizin zu erhöhen. Eine vollständige Aus- und Weiterbildung zum Mediziner beansprucht zwölf bis fünfzehn Jahre. [1,22] Zusätzlich kann über eine "Landarztquote", wie sie schon von Auschra et. al.[22] vorgeschlagen wurde und über das Verlegen der Ausbildungsstätten in den ländlichen Bereich nachgedacht werden.

Momentan ist das vorrangige Steuerungsinstrument die Bedarfsplanung der kassenärztlichen Vereinigungen. In den letzten Jahren wurden verschiedene Gesetze verabschiedet, um den Bedarfsplan flexibler zu gestalten und besser auf regionale Bedürfnisse reagieren zu können. Trotzdem ist es weitere Überarbeitung beispielsweise der Verhältniszahlen von Nöten.

Am Beispiel Brandenburg wurde aufgezeigt, welche Defizite es vor allem in der ambulanten medizinischen Versorgung der Bevölkerung im ländlichen Raum gibt. Momentan ist die Versorgung in den verschiedenen Fachbereichen weitestgehend sichergestellt. In einigen Bereichen ist es trotz weitreichender Bemühungen schon zu einer Unterversorgung gekommen oder es droht eine Unterversorgung.

In Kapitel 4 wurde dargestellt und ausgeführt welche möglichen Lösungsansätze von der Politik und der kassenärztlichen Vereinigung gegeben werden, um mit den Herausforderungen des demografischen Wandels und der steigenden Morbidität Schritt zu halten. Des Weiteren sind alternative Lösungsansätze, wie der "Medibus" vorgestellt worden.

Grundsätzlich kann gesagt werden, dass es eine große Notwendigkeit gibt, aus Konzepten gegen den Ärztemangel konkrete Maßnahmen werden zu lassen. [1]

Momentan fehlt es an der Vernetzung und Zusammenarbeit aller Akteure. Sowohl die Politik (auf allen Ebenen), die ärztliche Selbstverwaltung, die Krankenkassen (private wie gesetzliche), die Tarifverbände, die ärztlichen Fachverbände, die Krankenhausgesellschaften sowie die Medizinstudierenden und Fakultäten müssen zusammen Konzepte erarbeiten und umsetzen, um den drohenden Ärztemangel abzuwenden.

6 Literatur- und Quellenangaben

[1] Abmeier, K., Dabrowski, M., Wolf, J. (Hrsg.), Gesundheitssystem und Gerechtigkeit, 2012, Paderborn

[2] Bedarfsplanung 2020 für den Bereich der Kassenärztlichen Vereinigung Brandenburg, 2020, Potsdam

[3] Jacobs, K., Schulze, S. (Hrsg.), 2011, Sicherstellung der Gesundheitsversorgung, Neue Konzepte für Stadt und Land, Berlin

[4] Neff, Ch., 2014, Berichte des Zentrums für Regionalforschung an der Universität Würzburg, Individuenbasierte Multiagentensimulation des Zusammenspiels von demographischem Wandel und hausärztlicher Versorgung im ländlichen Raum. Untersuchung am Beispiel des Landkreises Schweinfurt, Mannheim

[5] Wassmann, H., 2019, Aufgaben und Akteure im Gesundheitswesen, Studienbrief der SRH Fernhochschule 0651-10, Riedlingen

[6] SGB Sozialgesetzbuch mit Sozialgerichtsgesetz, 2017, München

[7] Ärzte in Deutschland - Arztdichte nach Bundesländern bis 2019 | Statista (zuletzt abgerufen am 04.02.2021)

[8] Ärzte im Zukunftsmarkt Gesundheit 2015 - Die eHealth-Studie (stiftung-gesundheit.de) (zuletzt abgerufen am 22.02.2021)

[9] Abbildungen und Tabellen zur Ärztestatistik der Bundesärztekammer zum 31.12.2019 (bundesaerztekammer.de) (zuletzt abgerufen am16.02.2021)

[10] Durchschnittsalter der Bevölkerung in Deutschland nach Bundesländern 2019 | Statista (zuletzt abgerufen am16.02.2021)

[11] Die Gesundheitswirtschaft in Berlin-Brandenburg (iab.de) (zuletzt abgerufen am 15.02.2021)

[12] Gesundheitswirtschaft – Ergebnisse der Gesundheitswirtschaftlichen Gesamtrechnung 2019 (bmwi.de) (zuletzt abgerufen am 05.02.2021)

[13] Heil- und Hilfsmittelreport 2019 (barmer.de)(zuletzt abgerufen am 15.02.2021)

[14] HIS-Bericht-Brandenburg-KV83_202001.pdf (gkv-heilmittel.de) (zuletzt abgerufen am 16.02.2021)

[15] https://www.destatis.de/DE/Themen/Laender-Regionen/Regionales/Gemeindeverzeichnis/Administrativ/02-bundeslaender.xlsx?blob=publicationFile (zuletzt abgerufen am 22.02.2021) [16] KBV - Bedarfsplanung (zuletzt abgerufen am 19.02.2021)

[17] KVBB_Bedarfsplan_2020_Master.indd (zuletzt abgerufen am 22.02.2021)

[18] KV RegioMed Patientenbus – IGiB (xn--gesundeideenfrbrandenburg-rwc.de) (zuletzt abgerufen am 22.02.2021)

[19] Länder mit der höchsten Ärztedichte im Jahr 2016 | Statista (zuletzt abgerufen am 04.02.2021)

[20] _ML Hausärzte.xlsx (kvbb.de) (zuletzt abgerufen am 18.02.2021) [21]_ML Kinderärzte.xlsx (kvbb.de) (zuletzt abgerufen am 18.02.2021)

[22] Projektbericht_Sicherstellung-Gesundheitsversorgung-Land_Nov.pdf (stiftung-muench.org) (zuletzt abgerufen am 17.02.2021)

[23[Richtlinie (g-ba.de) (zuletzt abgerufen am 10.02.2021)

[24] Rollende Arztpraxis für ländliche Regionen in Hessen (aerztezeitung.de) (zuletzt abgerufen am 22.02.2021)

[25] „Rollende Arztpraxis": Projekt in Niedersachsen läuft voraussichtlich... (aerzteblatt.de) (zuletzt abgerufen am 22.02.2021)

[26] Statistik des LSB per 01.01.2020 | Landessportbund Brandenburg (lsb-brandenburg.de) (zuletzt abgerufen am 16.02.2021)

[27] statistic_id233929_beweggruende-zukuenftiger-aerzte-auf-dem-land-oder-in-einer-kleinstadt-zu-arbeiten-2012.pdf (zuletzt aufgerufen am 19.02.2021)

[28] Wachstumstreiber Gesundheitstourismus (brandenburg.de) (zuletzt aufgerufen am 16.02.2021)

[29] Wertermittler-Portal (reguvis.de) (zuletzt geöffnet am 22.02.2021)

7 Abbildungsverzeichnis

8 Abkürzungsverzeichnis

BBSR   Bundesinstitut für Bau,- Stadt- und Raumforschung   G-BA Gemeinsamer Bundeausschuss

GKV   Gesetzliche Krankenversicherung

GKV-OrgWG   Gesetz zur Weiterentwicklung der Organisationsstrukturen in   der gesetzlichen Krankenversicherung

GKV-WSG   GKV Wettbewerbsstärkungsesetz

GMG   Gesundheits- Modernisierungsgesetz KK   Krankenkasse(n)

KVBB   Kassenärztliche Vereinigung Brandenburg MVZ   Medizinisches Versorgungszentrum

OECD   Organisation für wirtschaftliche Zusammenarbeit und Entwicklung   SGB Sozialgesetzbuch

VÄndG   Vertragsarztänderungsgesetz

BEI GRIN MACHT SICH IHR WISSEN BEZAHLT

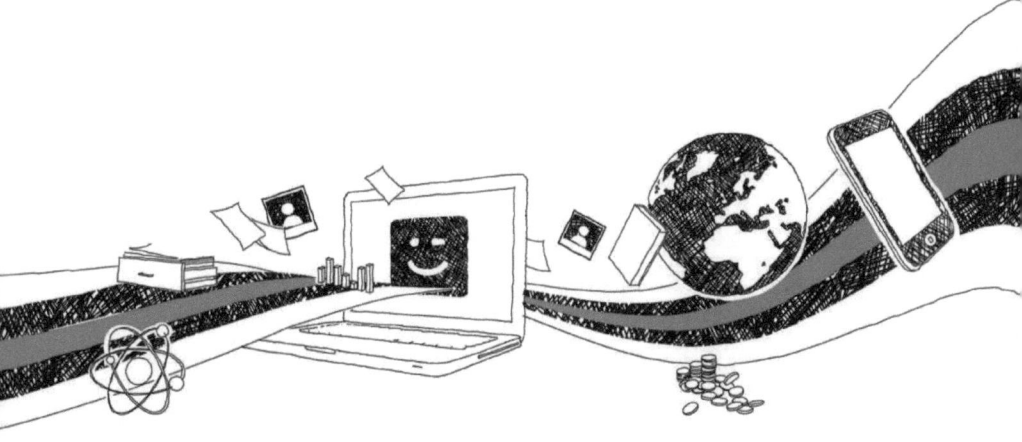

- Wir veröffentlichen Ihre Hausarbeit,
  Bachelor- und Masterarbeit

- Ihr eigenes eBook und Buch -
  weltweit in allen wichtigen Shops

- Verdienen Sie an jedem Verkauf

Jetzt bei www.GRIN.com hochladen und kostenlos publizieren

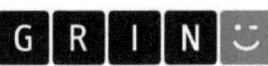